AF562655

MYÔME UTÉRIN

DÉLOGÉ PAR

LE TRAVAIL DE L'ACCOUCHEMENT

DU MÊME AUTEUR :

Observation d'hydrocéphale et d'hydrothorax. Chambéry, 1860.

Du rôle du parasite dans l'étiologie des maladies cutanées parasitaires. Montpellier, 1864.

De la contagion de la phthisie tuberculeuse. Nice, 1864.

Observation de tétanos traumatique et rhumatismal, traité aux eaux d'Aix. Chambéry, 1870

Corbeil, typ. et stér. de Crété fils.

MYÔME UTÉRIN

DÉLOGÉ PAR

LE TRAVAIL DE L'ACCOUCHEMENT

ET OPÉRÉ AVEC SUCCÈS

PAR

LE Dr LÉON BRACHET

MÉDECIN AUX BAINS D'AIX ET DE MARLIOZ (SAVOIE)

PARIS

J. B. BAILLIÈRE ET FILS

LIBRAIRES DE L'ACADÉMIE IMPÉRIALE DE MÉDECINE

Rue Hautefeuille, 19, près du boulevard Saint-Germain

1870

MYÔME UTÉRIN

DÉLOGÉ PAR

LE TRAVAIL DE L'ACCOUCHEMENT

ET OPÉRÉ AVEC SUCCÈS

Les nombreux travaux publiés depuis soixante ans sur les tumeurs utérines ; les opérations diverses tentées avec succès depuis J. Z. Amussat (1) par les plus illustres chirurgiens des deux mondes, ont permis à la science moderne, aidée du microscope, de nous donner un diagnostic sûr et précis des formes si variées de ces produits.

Aussi, rencontrant, dans ma pratique, un cas de tumeur utérine à migration fort curieuse, il m'a été facile, après l'étude des travaux de Virchow (2), Cornil, Fleetwood Churchill (3), Courty, Desprès, etc., d'établir et de préciser les caractères anatomo-pathologiques de ce produit.

(1) Amussat, *Mémoire sur l'anatomie pathologique des tumeurs fibreuses de l'utérus.* Paris, 1843.

(2) Virchow, *Pathologie cellulaire.* 3e édition. Paris, 1868.

(3) Fleetwood Churchill, *Traité pratique des maladies des femmes.* Paris, 1866.

OBSERVATION

Dans la nuit du 19 janvier dernier, je fus appelé auprès de la femme Péronne Mugnier, accoucheuse patentée, demeurant à Épersy, canton d'Albens (Savoie), qui était en mal d'enfant. Cette femme est âgée aujourd'hui de 37 ans : mariée une première fois à 17 ans, elle a eu d'abord quatre couches heureuses. Après neuf années de veuvage, elle se remariait l'an dernier, et c'était pour l'accoucher du premier enfant de son second mariage qu'elle réclamait ma présence. Robuste, bien constituée, fort courageuse, Péronne a eu une heureuse grossesse sans le moindre accident. Je la trouvai au lit aussi impatiente que surprise de la durée du travail.

En dehors de la vulve était appendu un corps saillant de la grosseur d'une tête de fœtus de six mois. Cette tumeur simulait parfaitement un prolapsus complet d'utérus hypertrophié. Dans la soirée Péronne, en s'efforçant d'uriner, avait senti ce corps s'échapper au travers de la vulve. Croyant à la procidence de la poche des eaux, elle s'était mise au lit et avait passé la nuit à tenter la rupture de cette poche, soit avec les ongles, soit avec des épingles.

La mollesse, l'élasticité de ce corps et le peu de douleurs éprouvées donnaient quelque raison au diagnostic de cette femme. Quant à moi, j'étais loin d'être fixé sur la nature de cette tumeur, déjà œdématiée par la constriction vulvaire.

Introduisant la main dans le vagin, je parvins à toucher le col, qui n'offrait encore aucune dilatation. Je sentis très-bien que la paroi antérieure ou vésicale du vagin avait été refoulée, et qu'elle servait de sac à la tumeur; je ne trouvai aucune adhérence ni avec le rectum ni avec la vessie.

L'intestin grêle ne paraissait pas avoir été entraîné, car, en faisant tousser la femme, je ne sentis aucune impulsion ni dans le sac ni dans son pédicule.

Aucun phénomène physiologique n'indiquant qu'un organe essentiel pût être intéressé, je ne crus pas devoir extirper de suite la tumeur; d'ailleurs l'accouchement était imminent, et l'on pouvait craindre une hémorrhagie fatale pour la mère et surtout pour l'enfant. Comme le pédicule vaginal permettait de renverser la tumeur sur l'abdomen et de pratiquer l'accouchement, je préférai refouler toute la masse herniaire dans le vagin. Ma patiente, se trouvant soulagée par cette réduction, pouvait attendre les phases d'un travail qui m'inquétait beaucoup.

20. Le soir je revis Péronne ; son état était le même. Ce ne fut que le 21, vers trois heures du matin, que le travail commença. Les premières contractions expulsèrent de nouveau la tumeur, et vers six heures Péronne s'accouchait elle-même d'une enfant parfaitement bien constituée.

Aucun phénomène anormal ne s'était présenté ; le sac vaginal avait été légèrement excorié.

A 10 heures, l'accouchée offrait un grand abattement, le pouls très-rapide, l'état moral fort angoissé. Je constatai de nouveau tous les rapports de la tumeur et de son enveloppe. La matrice était déjà revenue à un petit volume ; l'hémorrhagie était moins à craindre : l'extirpation devenait urgente.

Je divisai donc largement l'enveloppe vaginale dans sa partie moyenne, de façon à ne pas léser les plexus veineux latéraux. J'isolai alors sans aucun effort une tumeur résistante, charnue, d'un gris violacé. Aucun pédicule interne ne retenait ce corps enkysté dans son sac. Il n'y eut pas d'hémorrhagie.

Je tamponnai néanmoins l'intérieur de l'enveloppe, et je refoulai celle-ci dans sa position normale.

Aucun pansement n'étant possible, pour éviter

en même temps l'entrée des liquides utérins dans la plaie et pour favoriser l'écoulement des lochies, je me bornai à prescrire journellement trois injections émollientes.

Le quatrième jour qui suivit l'opération, j'observai un écoulement purulent fétide; je substituai alors aux injections émollientes des injections chlorurées.

Après vingt-cinq jours de repos et de soins, Péronne vint elle-même me remercier.

Le conduit vaginal avait repris sa forme, la paroi vésicale présentait encore une légère distension, laquelle a cédé depuis à l'extrême contractilité de son tissu, aidée de quelques injections astringentes.

Comment s'était formée cette tumeur ? J'interrogeai vainement la femme. Elle n'avait senti aucun phénomène anormal ni avant ni durant sa grossesse. L'émission des urines, la défécation, les rapports sexuels n'avaient subi aucune modification insolite ou douloureuse; rien, en un mot, n'avait pu faire présumer l'existence de ce produit.

Si l'absence de tout symptôme pathologique nous indique bien que le siége primitif de la tumeur n'était pas la région vésico-vaginale, nous en trouvons une preuve également certaine dans l'étude de la tumeur elle-même.

Forme. — Cette masse charnue, de consistance

élastique, est arrondie, sphéroïdale ; sa surface unie, à teinte violacée, mesure 8 centimètres de diamètre ; elle pèse 185 grammes. Sur un point de sa surface elle présente une petite élevure, débris de pédicule, de 5 millimètres de longueur et d'une couleur plus foncée que le reste.

Divisée, elle présente un aspect uniforme dans sa constitution toute musculaire, d'une coloration lie de vin. Quelques sinus semblables aux sinus utérins indiquent assez la vascularisation du produit et son analogie avec l'organe sur lequel elle s'est formée (suivant la loi de Müller).

Histologie. — Cette tumeur a été soumise à l'examen de MM. Jacquemet et Masse, professeurs agrégés à la Faculté de Montpellier, et dont la compétence en fait d'histologie m'a été très-utile. Le résultat de cet examen, c'est que ce néoplasme est constitué uniquement par du tissu musculaire.

En effet, après avoir fait macérer des lambeaux dans un mélange d'acide azotique et de chlorate de potasse, pour obtenir la dissolution des fibres conjonctives, nous isolâmes les cellules musculaires allongées en fuseau (1).

(1) Cornil, *Manuel d'Anatomie pathologique*, pag. 235. — Voyez aussi Cornil, *Du cancer et de ses caractères anatomiques* (*Mém. de l'Acad. de méd.* Paris, 1867, t. XXVII, p. 301).

Colorant ensuite avec du carmin les sections de ces lambeaux, on voit bien nettement les noyaux de ces cellules. En les lavant et en les traitant par l'acide acétique, la substance musculaire se gonfle, et alors on aperçoit distinctement les noyaux de l'élément musculaire allongés en bâtonnets et en serpentins.

C'est bien là le type du tissu musculaire de la vie organique, tel que le décrivent si clairement Virchow et Cornil : le *myôme* formé d'une masse charnue non lobulée (première variété de Cornil (1)).

Mode d'expulsion. — Mais comment s'est opérée la migration de la tumeur ? par quel mécanisme s'est accomplie son énucléation comme spontanée ?

La tumeur a dû cheminer comme un polype ; sans doute elle a commencé par être interstitielle, puis elle s'est introduite dans la cavité muqueuse (2), à laquelle elle adhérait encore par un étroit pédicule ; elle s'est accrue avec le développement progressif de l'utérus, dont elle n'est pas une hypertrophie, ainsi que l'ont prouvé quelques observateurs, mais sur lequel elle s'est entée

(1) Cornil, *loc. cit.*
(2) Cornil, pag. 230.

comme un produit de formation nouvelle — un néoplasme. — D'ailleurs les myômes consistent toujours dans une néoformation de cellules musculaires, et non dans l'hypertrophie des cellules musculaires préexistantes (1). Peut-être est-ce là la raison de leur innocuité et du peu d'hémorrhagie qui accompagne leur expulsion. Il est naturel que tout ce qui dépend de l'organe utérin participe au mouvement de vitalité et de vascularisation qu'imprime la grossesse.

Au quatrième mois, la matrice, sortie de l'excavation pelvienne, monte au-dessus du détroit supérieur. Alors le lien qui unit le myôme à l'utérus se distend et s'allonge sous l'influence du poids du myôme et de l'ascension utérine : le myôme se présente comme un polype pédiculisé, jusqu'au moment où il se détache complétement des parois utérines, dans lesquelles il a pris naissance (2).

De la paroi antérieure de l'utérus, il a traversé le tissu cellulaire qui sépare la face antérieure du col et la partie postérieure de la vessie, s'est coiffé de la tunique cellulo-fibreuse, et est arrivé à reposer sur la paroi vaginale qu'il a entraînée

(1) Cornil, pag. 238.
(2) Courty, pag. 811.

avec lui ; et si nous l'avons trouvé dans un parfait état d'intégrité et nullement modifié par l'énucléation, nous nous rendons compte de cela en admettant l'explication donnée par Nélaton et Becquerel (1), qui attribuent ce phénomène à l'absence du contact de l'air, et au peu de vitalité de ce genre de tumeur. — En effet, les produits que l'on a trouvés énucléées dans le péritoine présentaient le même caractère. — Ce mode de migration, quoique très-rare, a été observé déjà pour des fibrômes. Roux a cité le cas d'une perforation du vagin par un fibrôme. Lisfranc et Demarquay ont rencontré cette sorte de perforation sur la muqueuse vésico-vaginale.

On ne peut d'ailleurs confondre cette tumeur avec un polype du vagin. Quoique très-rares, ces polypes ont des caractères bien connus : ils révèlent leur existence par des douleurs fréquentes ou continues, par une sensation de pesanteur incommode sur le périnée, une pression sur la vessie ou le rectum, avec dysurie et besoin pressant de garde-robes (2).

Ajoutons enfin que les polypes sont des hypertrophies des papilles du vagin ; ce sont plutôt des

(1) Becquerel, pag. 120.
(2) Nonat et Linas, *Maladies utérines*, 1869.

végétations très-vasculaires et qui saignent à la simple introduction du speculum (1).

Comme conséquence pratique, cette observation de myôme nous porte à admettre, pour ce genre de tumeur, les lois que M. Amédée Forget a établies pour les fibrômes, à savoir :

1° Qu'ils ne sont point un obstacle à la fécondation ;

2° Qu'ils ne sont pas une cause obligée d'avortement ;

3° Qu'en dépit de ces tumeurs la grossesse peut suivre toutes ses phases normales (2).

Notre observation vient s'ajouter aux cas d'expulsion spontanée cités par Cruveilhier (3) et Marchal (de Calvi) (4), pour nous rappeler qu'en chirurgie, comme en médecine, il y a souvent avantage à se confier aux ressources de la nature médica-

(1) Desprès, *Traité des tumeurs*, 1869. — Voyez aussi A. Desprès, *Étude sur quelques points de l'anatomie et de la physiologie du col de l'utérus* (*Bull. de l'Acad. de méd*, 1869, t. XXXIV, p. 1113).

(2) Forget, *Recherches sur les corps fibreux et les polypes considérés pendant la grossesse et après l'accouchement* (*Bulletin de thérapeutique*, 1844).

(3) Cruveilhier, *Anatomie pathologique du corps humain*. Paris, 1830-1842.

(4) Marchal (de Calvi), *Observations et remarques sur la cure spontanée du polype utérin* (*Bull. de l'Acad. de méd.*, 1842-43, t. VIII, p. 658 et *Ann. de la chirurgie franç. et étrang*. Paris, 1843, t. VIII, p. 385).

trice, et qu'il y aurait quelquefois imprudence à user trop tôt du bistouri dans des régions aussi délicates et aussi vascularisées que celle des voix génitales.

Au point de vue du progrès thérapeutique des maladies utérines, ces distinctions et ces classifications des produits anormaux, si bien établies par les récents travaux de Virchow et de Cornil, sont devenues un auxiliaire puissant pour le praticien ; et les trop nombreuses victimes de ces parasites vivant d'une vie propre au sein de l'utérus (Cruveilhier) ne sont plus fatalement vouées à une existence désespérée, comme au temps peu éloigné encore où toutes ces tumeurs étaient confondues sous les mots si vagues et si vulgarisés de *squirrhe* ou de *cancer*.

Cette observation a été présentée à la Société de Chirurgie du 2 avril 1870, puis publiée dans l'*Union médicale* du 19 mai 1870, dans le *Lyon médical* du 5 juin 1870, dans le *Montpellier médical* de juin 1870.

CORBEIL, typ. et stér. de CRÉTÉ fils.

www.ingramcontent.com/pod-product-compliance
Lightning Source LLC
LaVergne TN
LVHW010339230826
846091LV00009B/3946

* 9 7 8 2 0 1 9 6 3 3 6 6 0 *